BEI GRIN MACHT SICH IHR WISSEN BEZAHLT

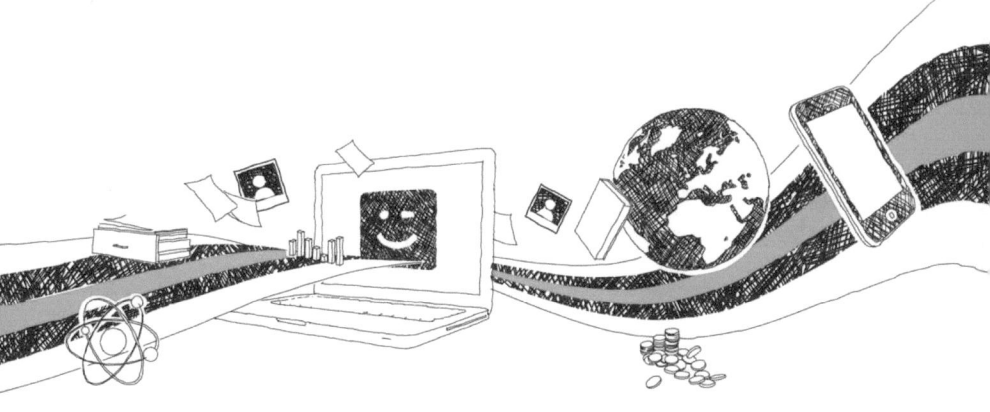

- Wir veröffentlichen Ihre Hausarbeit,
  Bachelor- und Masterarbeit

- Ihr eigenes eBook und Buch -
  weltweit in allen wichtigen Shops

- Verdienen Sie an jedem Verkauf

Jetzt bei www.GRIN.com hochladen
und kostenlos publizieren

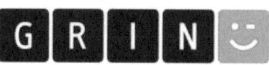

Heiko Schumann

Moral Hazard, medizinisch-technischer Fortschritt & demographischer Wandel in Deutschland

Auswirkung auf die Entwicklung der Gesundheitsausgaben im Gesundheitswesen

GRIN Verlag

Bibliografische Information der Deutschen Nationalbibliothek:

Die Deutsche Bibliothek verzeichnet diese Publikation in der Deutschen National-
bibliografie; detaillierte bibliografische Daten sind im Internet über http://dnb.d-
nb.de/ abrufbar.

Impressum:

Copyright © 2010 GRIN Verlag GmbH
Druck und Bindung: Books on Demand GmbH, Norderstedt Germany
ISBN: 978-3-640-87287-9

Dieses Buch bei GRIN:

http://www.grin.com/de/e-book/169148/moral-hazard-medizinisch-technischer-
fortschritt-demographischer-wandel

GRIN - Your knowledge has value

Der GRIN Verlag publiziert seit 1998 wissenschaftliche Arbeiten von Studenten, Hochschullehrern und anderen Akademikern als eBook und gedrucktes Buch. Die Verlagswebsite www.grin.com ist die ideale Plattform zur Veröffentlichung von Hausarbeiten, Abschlussarbeiten, wissenschaftlichen Aufsätzen, Dissertationen und Fachbüchern.

Besuchen Sie uns im Internet:

http://www.grin.com/

http://www.facebook.com/grincom

http://www.twitter.com/grin_com

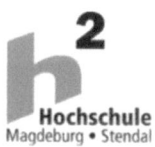

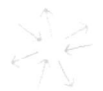

Hochschule Magdeburg- Stendal (FH)

FB Sozial- und Gesundheitswesen

Fernstudium Angewandte Gesundheitswissenschaften

Moral Hazard,

Medizinisch-technischer Fortschritt

&

Demographischer Wandel in Deutschland

Auswirkung auf die Entwicklung der Gesundheitsausgaben

im Gesundheitswesen

HEIKO SCHUMANN

2010

Inhaltsverzeichnis

1 Moral Hazard im Gesundheitswesen

In einem Interview der Financial Times Deutschland beschreibt der Wirtschaftsethiker und Ökonom Karl Hohmann (2008) das Phänomen Moral Hazard als ein besonderes Verhalten, das sich in bestimmten Einstellungen und Haltungen manifestiert.

Mit dem Wissen, im Schadensfall das Risiko nicht selber tragen zu müssen, gehen Marktteilnehmer ein übermäßiges Risiko ein.

1.1 Moral Hazard Verhalten

Das Moral Hazard Verhalten ist in allen Gesellschaftsbereichen zu beobachten, bei Einzelpersonen, die den eigenen Vorteil auf Kosten der Allgemeinheit suchen, klassisch bei Versicherungen im Gesundheitswesen und derzeit an den Kapitalmärkten (Guertler 2008). Eine eindeutige Einigung in der Übersetzung des Begriffes Moral Hazard ist nicht bekannt.

Schreyögg (2002) übersetzt Moral Hazard sinngemäß mit unmoralischen Verhalten, während Baßeler et al. (2006) von moralischer Gefahr sprechen. Der aus der Versicherungswissenschaft stammende Begriff Moral Hazard beschreibt den Anreiz, aufgrund einer Versicherung ein höheres Risiko einzugehen und weniger Sorgfalt als ohne Versicherung walten zu lassen (Wasem/Buchner 2006).

Um ein Mindestmaß an Sorgfalt zu schaffen, sind die Versicherungsgesellschaften bestrebt keine Vollversicherungen anzubieten, sondern Versicherungen mit einem Selbstbehalt. Aus einem neuen Bereich der Wirtschaftstheorie, der Informationsökonomie stammt der Ausdruck der Informationsasymmetrie. Die Annahme einer Informationsasymmetrie am Markt unterstützt u. a. die Entwicklung des Phänomens Moral Hazard (Emons 2001).

1.2 Moral Hazard am Beispiel der Krankenversicherung

Eine nähere Betrachtung des Moral Hazard Phänomens erfolgt am Beispiel der Krankenversicherung.

Moral Hazard führt in der Versicherung zu Fehlallokationen und gesamtwirtschaftlich betrachtet zu Wohlfahrtsverlusten (Schreyögg 2002). Eine Versicherungsgesellschaft schließt mit einem Individuum eine Versicherung ab, um im Schadensfall das Risiko und die Folgekosten zu tragen. Die Auswirkung besteht in einer erhöhten Risikobereitschaft bezogen auf das Verhalten des Individuum.

Im Bereich der Krankenversicherung führt das Vorliegen einer Versicherung dazu, das der Versicherte im Krankheitsfall ohne Rücksicht auf die Kosten die maximale Behandlung auswählt (Schwartz et al. 2003). Mit der Kostenübernahme durch die Krankenversicherung sinkt die Bereitschaft zur Vermeidung von Erkrankungen. Gleichzeitig steigt das Inanspruchnahmeverhalten bezogen auf medizinische Leistungen. Dieses unmoralische Verhalten wird auch als ex-ante Moral Hazard beschrieben (Henke et al. 1999).

Ein weiteres Phänomen ist das bewusste Herbeiführen oder Vortäuschen einer Erkrankung und die damit verbundenen Folgekosten, wie Arztkosten und Lohnausfall, die der Versicherung übertragen werden. Die hier entstandenen vermeidbaren medizinischen Leistungen, sind im Kontext zu Moral Hazard tatsächliche Kosten (Schreyögg 2002).

Als ex-post Moral Hazard wird eine gesteigerte Nachfrage nach medizinischen Leistungen bezeichnet, ungeachtet der zu erwartenden Effizienz. Das Inanspruchnahmeverhalten im Kontext zu den Leistungen spielt jedoch keine Rolle, da dem Versicherten keine oder nur geringe Kosten entstehen (Schreyögg 2002). Hinzu kommt das mangelnde Einschätzungsvermögen der Leistungsnehmer gegenüber der empfohlenen Maßnahme, auch als mangelnde objektive Qualitätsbeurteilung oder mangelnde Konsumentensouveränität bekannt.

2 Paradigmenwechsel des Gesundheitssektors und deren Auswirkung auf die Behandlungskosten

Anhaltende Einnahmenprobleme der Krankenkassen und veränderte gesell-schaftliche Rahmenbedingungen, wie der demografische Wandel, das Inan-spruchnahmeverhalten der Versicherten, führten zu einem Paradigmen-wechsels des Gesundheitssektors der Bundesrepublik Deutschland mit ei-nem Zielkonflikt zwischen den politischen Forderungen und dem Wettbewerb des Marktes (Friedrich 2007).

In der heutigen Zeit steht der Gesundheitssektor der Bundesrepublik unter dem Druck dieses Paradigmenwechsels. Der sich am Angebot orientieren-den Nachfragen zu der Gefahr einer präventivmedizinischen Fehlallokation entwickelt (Schwartz et al. 2003).

Das Nichterreichen einer pareto optimalen Allokation auf dem Versiche-rungsmarkt führt zu einer Verminderung der Wohlfahrt. Die Behandlungskos-ten fließen aufgrund der Vollversicherung nicht in das Entscheidungskalkül des Leistungsnehmers mit ein.

3 Zusammenfassung Moral Hazard

Moral Hazard im Versicherungssystem verändert das Inanspruchnahmever-halten des Versicherten und dessen Agenten und führt zum Marktversagen, zu steigenden Ausgaben und somit zur Fehlallokationen. Zusammenfassend lässt sich festhalten, dass die im Text beschriebenen Probleme durch Moral Hazard ebenso den Missbrauch bei der Allokation von Gesundheitsgütern aufzeigen (Friedrich 2007).

Die Herausforderung der Gesundheitspolitik liegt in der Neugestaltung des Marktwettbewerbes.

4 Technischer Fortschritt

Der technische Fortschritt erfolgt primär durch Innovationen, die zu Produktivitätssteigerungen führen. Neuerungen und Veränderungen in der Technik, eine damit verbundene Anwendung neuen technischen Wissens, verbesserte Methoden, Arbeitsabläufe, Fertigungsverfahren oder auch neuartige Produkte kennzeichnen den jeweiligen Fortschritt der volkswirtschaftlichen Ausgangslage einer Gesellschaft (Brockhaus 1999).

Prozeß- und Produktinnovationen generieren somit als zwei Arten von Innovationen den technischen Fortschritt (Schmidt/Wilke 2004). Technischer Fortschritt ist ein dynamisch effizienter Prozess, der aufgrund der Steigerung der Produktivität wertvolle Anreize für Innovationen setzt und als kostensenkend diskutiert wird.

Technischer Fortschritt bewirkt zusammengefasst einen Strukturwandel auf ökonomischer, kultureller und sozialer Ebene. Hieraus resultiert direkt als auch indirekt eine Verlängerung der Lebenszeit und eine Erhöhung der Lebensqualität (Hutzschenreuter 2007).

Den Innovationsanreizen folgend, ist vom medizinisch-technischen Fortschritt im Vergleich zum allgemeinen technischen Fortschritt eine übermäßige Produktion Kosten verursachender Innovationen zu erwarten (Henke/Reimers 2005).

5 Medizinisch-technischer Fortschritt in Abhängigkeit der Gesundheitsausgaben

Zur Entwicklung der Gesundheitsausgaben in Deutschland gehören die Betrachtung der Faktoren demografische Entwicklung und medizinisch-technischer Fortschritt.

Letzterer steht im Mittelpunkt der folgenden Diskussionsführung. Der systemimmante Terminus technicus des medizinisch-technischen Fortschritts erfasst nicht nur eine Verbesserung der Innovation der Technik, Apparate und Anlagen, sondern auch innovative Arzneimittel und Operationsverfahren zur Heilung und Linderung. Bedeutsam ist hierbei, dass der fortschreitende medizinische Erkenntnisstand, insbesondere im Leistungsbereich, nicht substitutiver, sprich ersetzender, sondern in der Regel additiver, d.h. zusätzlicher Natur ist.

Nur selten sind neue Techniken kostengünstiger als Alte. Als Beispiel sei hier die Computertomografie genannt, die die Röntgenaufnahme nicht ersetzt, sondern eine zusätzliche Untersuchungstechnik darstellt.
In der grafischen Darstellung (Sachverständigenrat, vgl. Abb.1) wird der medizinisch-technische Fortschritt in Abhängigkeit der Ausgaben in drei Phasen dargestellt.

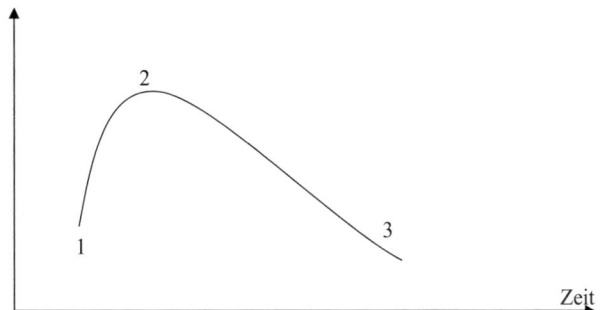

Abb. 1: Med.-technischer Fortschritt in Abhängigkeit der Ausgaben
Quelle: Sachverständigenrat

In der Phase 1 gibt es keine Therapiemöglichkeit lebensbedrohlicher Erkrankungen, sondern nur eine eingeschränkte Behandlung wie Pflegeleistungen und Linderungen der Symptome. Zusammengefasst ist die Mortalität hoch und die Behandlungskosten niedrig.

Mit der 2. Phase kommen symptomatische Behandlungsmethoden zum Einsatz, die lebensverlängernd und schmerzlindernd sind. Ein Fortschreiten der Erkrankung kann nicht verhindert werden, so dass die Behandlungskosten in Form der Medikalisierungsphase hoch sind.

Im Stadium der 3. Phase werden Therapien entwickelt, die an den Krankheitsursachen ansetzen. Gleichzeitig können Präventionsmöglichkeiten gefunden werden. Die Morbidität und Mortalität geht zurück und die Ausgaben sinken. Medizinisch-technischer Fortschritt führt somit zur Reduzierung von Mortalität und Morbidität.

Der medizinisch-technische Fortschritt befindet sich jedoch lange in der kostenintensiven Phase und damit Ausgaben erhöhend. Zu einem der einflussreichsten Faktoren in diesem Sinne zählt das angebotsseitige Ausgabenwachstum des medizinisch-technischen Fortschritts im deutschen Gesundheitswesen (Schmidt-Wilke 2004). Zweifel (1990) bezeichnet die Verknüpfung der Faktoren medizinisch-technischer Fortschritt und Demographieverschiebung als „Sisyphus-Syndrom". Somit erklärt sich die Ausgabensteigerung im Gesundheitswesen aus den Effekten medizinisch-technischen Fortschritts und Alterung der Bevölkerung.

Einen anderen Effekt in der Diskussion um steigende Gesundheitsausgaben beschreibt Krämer (1996). Medizinisch-technischer Fortschritt sorgt dafür, dass die Bevölkerung länger lebt. Lebt die Bevölkerung aber auch gesünder? Die Leiden werden beseitigt oder gemildert, jedoch tritt anschließend aufgrund der Multimorbidität vieler älterer Menschen eine neue Erkrankung auf, die erneut Behandlungsmethoden induziert. Somit führt die längere Lebensdauer, bedingt durch den medizinisch-technischen Fortschritt, zu höheren Ausgaben im Gesundheitswesen (Illich 1995).

Dem entgegengesetzt wirkt die Kompressionsthese. Empirisch gut belegt ist die Kostensteigerung des medizinisch-technischen Fortschritts (Fetzer 2005). Nach Kühn (2001) werde die Wirkung des medizinisch-technischen Fortschritts zur Erhöhung der Lebenserwartung überschätzt. „Vieles deutet heute darauf hin, dass der medizinisch technische Fortschritt weniger darüber entscheidet, wann wir sterben, sondern wie unsere Lebensqualität, vor allem bei eingeschränkter Gesundheit, beschaffen ist (Kühn 2001)."

6   Zusammenfassung Med.-technischer Fortschritt

Zusammenfassend ist auszuführen, dass medizinisch-technischer Fortschritt und demographische Entwicklung nur in Abhängigkeit voneinander als Einflussgrößen der Ausgabenentwicklung im Gesundheitswesen zu betrachten sind.

Der medizinisch-technische Fortschritt kann sich nicht durch seine eigenen Effizienzsteigerungen finanzieren. Dies kann jedoch nur als theoretischer Grund für einen Nachteil des medizinisch-technischen Fortschritts gegenüber dem allgemeinen technischen Fortschritt angesehen werden.

7   Demographischer Wandel als Herausforderung für das Gesundheitssystem

Im Forum des ehemaligen Bundespräsidenten zum demographischen Wandel heißt es: „Der demographische Wandel wird unsere Gesellschaft und unser Miteinander verändern. Welche vielfältigen Auswirkungen auf alle Lebensbereiche das mit sich bringt, beginnen wir in Deutschland gerade erst richtig zu erfassen. (…) Die Herausforderungen früh zu erkennen und Probleme offen zu benennen, ist der beste Weg, sie zu lösen" (Horst Köhler 2008).

Unter dem Begriff „demographischer Wandel" wird eine langfristige Veränderung der Bevölkerungsstruktur der Gesellschaft verstanden (Niehaus 2006). In den vergangenen 125 Jahren ist die Lebenserwartung in Deutschland gravierend angestiegen (Kolip 2002). Nach Angaben Bertelsmann Stiftung wird durch demographischen Wandel die Zahl der heute über Achtzigjährigen von 3,7 Mio. auf fast 6 Mio. 2020 ansteigen (Bertelsmann Stiftung 2008).

8 Diskussion der Konzepte: Medikalisierungsthese vs. Kompressionsthese

Die beiden zu diskutierenden Konzepte Medikalisierung vs. Kompression beziehen sich auf unterschiedliche Kausalableitungen zu Pro-Kopf Gesundheitsausgaben im Alter.

Die in der Literatur kontrovers geführte Debatte über unerwünschte gesundheitliche und ökonomische Auswirkungen des Altwerdens sowie einer relativen Zunahme älterer Menschen (vgl. gestiegene Lebenserwartung) reicht von dramatisierend im Sinne „demographischer Katastrophe" bis zur Betrachtung als Gewinn gesellschaftlicher Lebensqualität (Felder 2008).

Die Veränderungen der Bevölkerungsstruktur, um die es hier geht, beziehen sich auf die Geburten- und Sterberate sowie den Wanderungssaldo, also die Rate der Zu- und Abwanderungen zusammen.

Die Problembetrachtung verdeutlicht, dass es sich hier um ein quantitatives Missverhältnis zwischen „Alten" und „Jungen" handelt. Wenn die Gesamtzahl der älteren Bevölkerung im Vergleich zu der jüngeren Bevölkerung schneller ansteigt, kann von einer objektiven Alterung der Bevölkerung gesprochen werden (Schwartz et al. 2003).

Der demographische Wandel wird durch folgende Faktoren beeinflusst: Prävention, medizinisch technischen Fortschritt, Mortalitätsreduktion, steigende Lebenserwartung, sinkende Geburtenzahlen, gesellschaftliche Einflüsse. Sinkende oder gleich bleibend niedrige Geburtenzahlen bei steigender Lebenserwartung führen zur Alterung der Bevölkerung mit Bevölkerungsrückgang. Das Ergebnis ist ein unausgewogener Altersaufbau (Kühn 2005). Die Auswirkungen der höheren Lebenserwartung bezogen auf die Gesundheit und die Gesundheitsausgaben beschäftigen Vertreter aus Politik, Wissenschaft und Gesellschaft.

Die auffallend umfassend diskutierten Hypothesen, die Kompressionsthese und die Medikalisierungsthese, gehen von der Betrachtung der Gesundheitsausgaben für Erkrankungen als relevante Größe aus und kommen zu unterschiedlichen Prognosen über die künftig anfallenden Kosten (Gesundheitsversorgungs- und Pflegekosten).

8.1 Kompressionsthese

Die Kompressionsthese wurde von Fries 1980 begründet und geht davon aus, dass die Morbidität bei steigender Lebenserwartung abnimmt. Mit Hilfe der Primärprävention wird die Morbidität aufgeschoben und damit die Kompression. Immer besser gelingt es der kurativen Medizin, chronische Krankheiten und die hiermit verbundenen Komplikationen in den Griff zu bekommen. Die Folge ist eine Verlängerung der Lebenszeit, d.h. dazugewonnene Lebensjahre werden vornehmlich in Gesundheit verlebt. Einige Verfechter der Kompressionstheorie gehen davon aus, dass die Kompression der Krankheit vor dem Tod keine Auswirkung auf die Gesundheitsausgaben hat (Kühn 2005).

8.2 Medikalisierungsthese

Dem gegenüber steht die Medikalisierungsthese oder Morbiditätsexpansionsthese nach Gruenberg (1977). Es wird davon ausgegangen, dass die durch den Anstieg an Lebenserwartung dazu gewonnenen Jahre hauptsächlich in Krankheit (multimorbid) verbracht werden (Verbrugge 1984). Die Folge ist eine überproportionale Steigerung der Gesundheitskosten mit zunehmender Alterung der Bevölkerung.

Medikalisierungs- und Kompressionsthese wirken im Bereich der Lebensqualität.

9   Ergebnisse der demographischen Entwicklung

Die Ergebnisse sind dagegen nicht einfach auf die monetäre Seite übertrag-
bar. Die Kompression der Lebensqualität bedingt nicht automatisch eine fi-
nanzielle Entlastung des Gesundheitssystems. Die an sich erfreuliche Verlängerung der Lebenszeit, die sogenannte demographische Alterung könnte
sogar, so Felder (2008), nur einen schwachen Einfluss auf die Gesundheitsausgaben einer Bevölkerung haben. Ein abweichender inhaltlicher Schwer-
punkt der Hypothese zu den Konzepten Medikalisierung und Kompression
sei die entscheidende Betrachtung der Nähe zum Tod.

Zusammenfassend eingeschätzt wird deutlich, dass ergänzend zum Ein-
gangszitat Horst Köhlers, der demographische Wandel in seinen Auswirkungen auf das Gesundheitssystem konstruktiv im Sinne einer Entdramatisie-
rung sowie empirisch unterlegt in Wissenschaft, Politik und Gesellschaft diskutiert werden muss.

10   Literaturverzeichnis:

Baßeler, U., Heinrich, J., Utech, B. (2006). Grundlagen und Probleme der Volkswirtschaft. 18. Auflage. Stuttgard: Schäffer-Poeschel Verlag. S. 461.

Bertelsmann Stiftung (Hrsg.), 2008. Aktion Demographischer Wandel. Online unter URL:http://www.bertelsmann-stiftung.de/cps/rde/xchg/SID-0A000-F0AFE9995D4/bst/hs.xsl/media_36148.htm (01.03.2009, 13:45 MEZ).

Birkner, B. (2008). Steuerung des Leistungsgeschehens im Gesundheitswesen. Die Rolle des medizinischen-technischen Fortschritts für die Ausgaben des Gesundheitswesens. Studientext Fernstudiengang „Angewandte Gesundheitswissenschaften". Hochschule Magdeburg-Stendal (FH). S. 61-70.

Der Brockhaus. in 15 Bänden. Leipzig; Mannheim: Brockhaus.1999,(=Bd. 14).

Emons, W. (2001). Informationen, Märkte, Zitronen und Signale. Zum Nobelpreis an George Akerlof, Michael Spence und Joseph Stiglitz, in: Wirtschaftsdienst /XI. S.664-668.

Felder, S.(2008). Im Alter krank und teuer? in: GGW. Jg.8, 4, S. 23-30.

Fetzer, S. (2005). Determinanten der zukünftigen Finanzierbarkeit der GKV. Doppelter Alterungsprozess. Medikalisierungs- vs. Kompressionsthese und medizinisch technischer Fortschritt. Diskussionsbeitrag des Instituts für Finanzwissenschaft der Universität Freiburg, Freiburg, Nr. 13.

Friedrich, M. (2007). Das Gesundheitssystem zwischen Wettbewerb und Staatsdirigismus, (Hrsg.) Prof. Dr. J.-M. Graf v.d. Schulenburg, Cuvellier

Verlag Göttingen. (Schriftenreihe des Instituts für Versicherungsbe-
triebslehre der Universität Hannover) S. 250.

Fries, J. F. (1996). Physical activity, the compression of morbidity, and the
health of the elderly. JOURNAL OF THE ROYAL SOCIETY OF MEDI-
CINE (Hrsg.), = Volume 89, S. 64-68.

Guertler, D. (2008). in: Die Tageszeitung (TAZ), Moral Hazard.
http://blogs.taz.de/wortistik/2008/03/26/moral-hazard/ (letzter Zugriff
07.03.2009 – 11:00).

Hohmann, K. (2008). Finanzial Times Deutschland (FTD). Interview Tartler,
J., mit Karl Hohmann Wirtschaftsethiker, Moral-Hazard-Problem. Kate-
gorien wie Gier führen in die Irre. Online unter
URL.http://www.ftd.de/politik/europa/:Moral-Hazard-Problem-
Kategorien-wie-Gier-f%FChren-in-die-Irre/425910.html (letzter Zugriff
07.03.2009 - 10:00 MEZ).

Henke, K.-D., Hesse, M. (1999). Ökonomik des Gesundheitswesen. Ein allo-
kativ und distributiv orientierter Überblick. in: Handbuch der Wirtschafts-
ethik. Hrsg. W. Korff et al. 1999. S. 249-289.

Henke, K.-D., Reimers, L. (2005). Finanzierung, Vergütung und Integrierte
Versorgung im medizinisch-technischen Leistungsgeschehen. Berlin: S.
14-17.

Hutzschenreuter, Th. (2007). Allgemeine Betriebswirtschaftslehre. Grundlagen mit zahlreichen Praxisbeispielen. Gabler Edition Wissenschaft. S.
30.

Illich, I. (1995). Die Nemisis der Medizin. Die Kritik der Medikalisierung des Lebens. Aus dem Engl. Von Lindquist und Schwab, 4. Auflage. München: Verlag C.H. Beck. S. 31-32.

Kolip, P. (2002). Gesundheitswissenschaften. Eine Einführung. Weinheim, München: Juventa Verlag. S. 8-14.

Köhler, Horst, 2008: Forum demographischer Wandel des Bundespräsidenten. in: Zusammenarbeit mit der Bertelsmann Stiftung (Hrsg). Online unter URL: http://www.forum-demographie.de/ (03.03.2009, 20:00 MEZ)

Krämer, W. (1996). Hippokrates und Sisyphus. Die moderne Medizin als Opfer ihres eigenen Erfolges. in: Rationierung im Gesundheitswesen. Hrsg.: W. Kirch und H. Kliemt, Regensburg, S. 7-19.

Kühn, H. (2005). Demographischer Wandel und GKV. Kein Grund zur Panik, in: Die Krankenversicherung. S. 6-7.

Kühn, H. (2001). in: Bewältigung des Demographischen Wandels. Mehr Wettbewerb und mehr Prävention als Rezept von Rieser Sabine. Online unter URL: http://www.aerzteblatt.de/v4/archiv/artikeldruck. Asp?id=25849 (letzter Zugriff: 14:00 13.03.2009).

Niehaus, F. (2006). Alter und steigende Lebenserwartung. Eine Analyse der Auswirkungen auf die Gesundheitsausgaben. Köln: Wissenschaftliches Institut der PKV .

Schmidt-Wilke, J. (2004). Nutzenmessung im Gesundheitswesen. Analyse der Instrumente vor dem Hintergrund zielfunktionsabhängiger Informationsverwendung. Gabler Edition Wissenschaft. S. 63-64.

Schreyögg, J. (2002). Finanzierung des Gesundheitssystems durch Medical Savings Accounts. in: List Forum für Wirtschafts- und Finanzpolitik. Band 28. Heft 2, S. 157-162.

Schwartz, F.W., Badura, B., Busse, R. (2003). Public Health. Gesundheit und Gesundheitswesen. Auflage 2. München, Jena: Urban & Fischer Verlag. S. 353.

Verbrugge, L.M. (1984). Long Live but Worsening Health. Trends in Health and Mortality of Middle-aged and Older Persons. in: Milbank Memorial Fund Quarterly, 62. S. 195-233.

Wasem, J., Buchner, F. (2006). Gesundheitsökonomie und Gesundheitspolitik. Ursachen für die Ausgabenentwicklung im Gesundheitswesen. Studientext Fernstudiengang „Angewandte Gesundheitswissenschaften". Hochschule Magdeburg-Stendal (FH). S. 53-56.

Zweifel, P. (1990). Bevölkerung und Gesundheitswesen. Ein Sisyphus-Syndrom?. in: Bevölkerung und Wirtschaft. Schriften des Vereins für Socialpolitik. Hrsg.: Felderer, B. Berlin, S. 183-191.